AF282949

Insuficiencia cardiaca y patología cardiopulmonar

Aproximación a conceptos básicos y definición

Diagnóstico y orientación terapéutica en Urgencias

Insuficiencia cardiaca y patología cardiopulmonar

Aproximación a conceptos básicos y definición

Diagnóstico y orientación terapéutica en Urgencias

Angel Luis Laguna Carrero

Médico Adjunto de Urgencias. FEA Urgencias.
Especialidad Medicina Familiar y Comunitaria.
Máster Medicina de Urgencias y Emergencias.

© **ANGEL LUIS LAGUNA CARRERO**
Insuficiencia cardiaca y patología cardiopulmonar.
Aproximación a conceptos básicos y definición.
Diagnóstico y orientación terapéutica en urgencias

ISBN Libro en Papel: 978-84-685-8469-0

ISBN eBook en PDF: 978-84-685-8470-6

Impreso en España.
Editado por Bubok Publishing SL.

Introducción

La insuficiencia cardiaca es un síndrome clínico que resulta de una amplia variedad de enfermedades cardiacas. La evaluación clínica inicial del paciente ante la sospecha de enfermedad cardiaca crónica se sustenta por la presentación de síntomas, o bien de otros factores de riesgo que predisponen ciertamente a la aparición de enfermedad en la contractilidad y fracción de eyección cardiaca, que repercute sobre un incremento del gasto cardiaco. Los factores de riesgo cardiovascular (tabaco, hipertensión arterial, obesidad, sedentarismo; síndrome metabólico, diabetes) están asociados a una disminución en la calidad de vida del paciente y con el incremento del riesgo de enfermedad cardiovascular, así como de otros eventos aterotrombóticos.

A lo largo de esta obra se definirán algunos de los aspectos más destacables para la orientación clínica y el manejo de este tipo de paciente, teniendo presente los signos que indican una descompensación aguda para su manejo en un departamento de urgencias. Durante los últimos 20 años, los expertos han descrito las últimas adaptaciones a la estadificación y clasificación diagnóstica.

Han sido bien descrito en los tratados clásicos de medicina toda la patología cardiaca y pulmonar, en concreto la insuficiencia cardiaca como una patología en la que se ve restringida la función sistólica, con una consecuente repercusión en el llenado ventricular y aumento en el gasto cardiaco. En este sentido, las actualizaciones nos permiten adaptar nuestros conocimientos en algunos de los ámbitos en los que se presentan mejoras, esto nos permite puntualizar algunos de los temas de interés en los que anotar algún complemento a lo conocido hasta el momento.

La insuficiencia cardiaca presenta una incidencia y prevalencia elevadas: ambas incrementan con la edad y el paso del tiempo. Con alta morbilidad y mortalidad: tras ser diagnosticados, al año viven el 76% y a los 5 años el 35%. Con alto coste socio-sanitario, en relación con las hospitalizaciones que requieren a partir de la descompensación aguda. Sin embargo, a pesar de esto se ha conseguido que los pacientes vivan cada vez más y mejor. En los siguientes temas presentaremos algunos de los aspectos que más pueden interesar al clínico como complemento a su formación y conocimientos generales.

Insuficiencia cardiaca. Conceptos previos

Desde los últimos años, se desarrollan guías clínicas acordando recomendaciones generales que pueden ser aplicadas a los pacientes y para tener en cuenta por el clínico. La adherencia a las recomendaciones junto con la selección de intervenciones adecuadas en el manejo del paciente cardiovascular van conjuntamente dirigidos hacia la optimización de la calidad de vida del paciente.

Definición de insuficiencia cardíaca.

Consiste en un síndrome clínico con signos y síntomas que resultan de una disfunción ventricular y que tiene una repercusión sobre el nivel de eyección de la sangre.

Estadificación de la insuficiencia cardiaca.

Actualmente, los expertos (American Heart Association) tienden a clasificar la gravedad de la enfermedad en 4 estadios bien diferenciados (A, B, C, D) que pueden servir también para indicarnos una progresión cuando esta ocurre a lo largo de los años; desde unos primeros estadios en sujetos asintomáticos pero en los que existe un riesgo potencial de desarrollar una insuficiencia cardiaca, hasta los estadios más avanzados donde la clínica y manifestaciones se hacen presentes interfiriendo en la vida cotidiana del paciente, precisando tratamiento.

Estadios o clasificación de insuficiencia cardíaca. Los expertos indican la importancia de clasificarse en etapas una progresión la enfermedad que a su vez conlleva una repercusión en el porcentaje de supervivencia y mortalidad a medida que progresa la enfermedad con el paso de los años.

- **Estadio A.** Riesgo de insuficiencia cardíaca sin síntomas. Pacientes con riesgo de desarrollar insuficiencia cardiaca. Sin anomalía estructural o funcional identificada. Pueden presentar: hipertensión arterial, arteriosclerosis, diabetes, síndrome metabólico, obesidad, cardiomiopatía.

- **Estadio B.** Pacientes asintomáticos pero con evidencia de uno de los siguientes signos:

  - Enfermedad estructural con alteración en funcionamiento (disminución de función sistólica, hipertrofia ventricular, aumento de cámaras cardíacas, enfermedad valvular)

- o Pacientes con factores de riesgo y niveles elevados de troponinas cardiacas en nivel basal (en ausencia de otros síndrome coronario que lo justifique de modo agudo).

- **Estadio C.** Sintomáticos. Enfermedad estructural cardíaca con síntomas de insuficiencia cardíaca. Pacientes con insuficiencia cardiaca sintomática asociada a enfermedad estructural subyacente.

- **Estadio D.** Síntomas francos de insuficiencia cardíaca que interfieren con de la vida diaria y que pueden facilitar ingresos y descompensaciones recurrentes. Pacientes con enfermedad cardiaca estructural avanzada y síntomas acusados de insuficiencia cardiaca en reposo a pesar de tratamiento médico.

Estadio A. En riesgo de insuficiencia cardiaca. Los expertos consideran un riesgo de padecer insuficiencia cardiaca, en aquellas personas con signos de hipertensión arterial, diabetes, o historia familiar de cardiomiopatías.

**STAGE A:
At-Risk for Heart Failure**

Patients at risk for HF but without current or previous symptoms/signs of HF and without structural/ functional heart disease or abnormal biomarkers

Patients with hypertension, CVD, diabetes, obesity, exposure to cardiotoxic agents, genetic variant for cardiomyopathy, or family history of cardiomyopathy

Estadio B. Es la etapa anterior al diagnóstico de insuficiencia cardiaca. Son aquellos en los que no hay síntomas de insuficiencia cardiaca, pero sí hay signos de enfermedad estructural, o elevación de enzimas cardiacos (troponina).

STAGE B:
Pre-Heart Failure

Patients without current or previous symptoms/signs of HF but evidence of 1 of the following:

Structural heart disease

Evidence of increased filling pressures

Risk factors and
• increased natriuretic peptide levels or
• persistently elevated cardiac troponin
in the absence of competing diagnoses

Estadio C. Diagnóstico de insuficiencia cardiaca, en aquellos pacientes con síntomas de insuficiencia cardiaca.

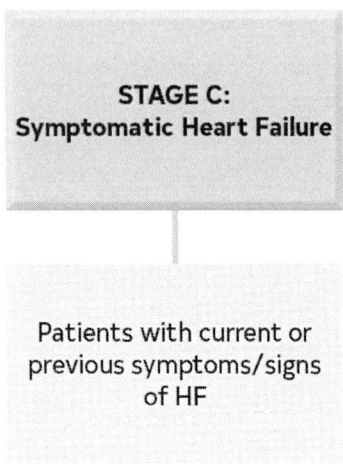

Estadio D. Insuficiencia cardiaca avanzada: pacientes con manifestaciones francas de la enfermedad que interfieren con su calidad de vida y precipitan en ingresos repetidos.

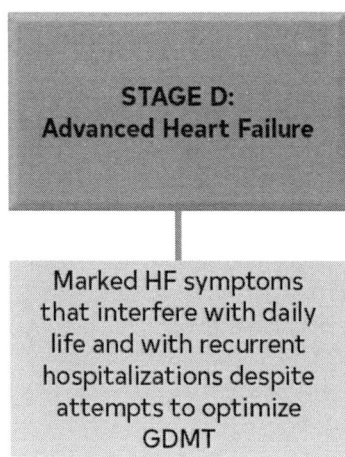

Clasificación New York Heart Association (NYHA).

Esta clasificación se utiliza para ordenar los enfermos en función de los síntomas y para determinar el estadio moderado a avanzado de la enfermedad. Esta clasificación se ha utilizado muy extensamente en la práctica clínica para adecuar las distintas terapéuticas:

- **Clase I.** Pacientes sin limitación de la actividad física normal. Disnea con esfuerzos intensos. Enfermedad cardiaca, pero sin síntomas ni limitación en la activdad.

- **Clase II.** Pacientes con ligera limitación de la actividad física. Disnea con moderados esfuerzos. Limitación leve, la actividad normal puede resultar en disnea.

- **Clase III.** Pacientes con limitación moderada de la actividad física, cualquier actividad provoca la aparición de síntomas. Disnea con mínimos esfuerzos. Limitación marcada de la actividad.

- **Clase IV.** Pacientes con síntomas de insuficiencia cardiaca en reposo. Disnea en reposo. Limitación severa en actividades cotidianas. Incapacidad para llevar a cabo cualquier actividad, pueden presentar síntomas como palpitaciones y disnea en reposo.

Algoritmo diagnóstico para clasificación de pacientes con sospecha de insuficiencia cardiaca.

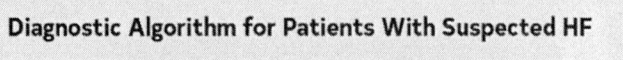

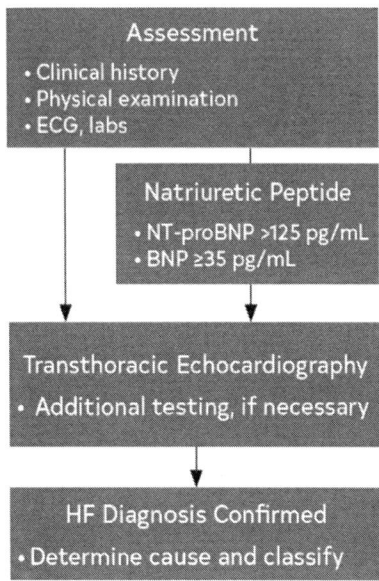

En el paciente que se sospecha insuficiencia cardiaca, la orientación clínica es fundamental. Las manifestaciones que nos indican disnea durante las tareas cotidianas, y los signos de edemas y congestión, nos orientan a completar un estudio más completo para determinar mecanismo causante y enfermedad cardiaca subyacente.

Fisiopatología de la insuficiencia cardiaca

La contractilidad cardiaca, el rendimiento ventricular y los requerimientos de oxígeno están determinados por la precarga, poscarga, y frecuencia cardiaca.

- **Gasto cardiaco.** Es el producto entre el volumen sistólico y la frecuencia cardiaca. Presenta influencias del retorno venoso, el tono vascular periférico, y de factores neurohormonales regulatorios.

- **Precarga.** Representa el volumen del corazón al final de la fase de relajación y llenado (diástole), justo antes de la contracción (sístole). La precarga significa el grado de estiramiento de las fibras musculares miocárdicas al final de la diástole. Por otra parte, la dilatación y la hipertrofia del ventrículo izquierdo y los cambios en la distensibilidad miocárdica modifican la precarga.

- **Poscarga**. Es la fuerza que se opone a la contracción de las fibras miocárdicas al comienzo de la sístole. Está determinada por presión, volumen y espesor de la pared de la cámara del ventrículo izquierdo en el momento que se abre la válvula aórtica.

- **Principio de Frank-Starling.** Es el término que describe la relación entre la precarga y la función cardiaca. En condiciones normales, el desempeño contráctil del corazón durante la sístole es proporcional a la precarga dentro de unos límites fisiológicos normales. La contractilidad es difícil de medir en forma clínica (porque requiere un cateterismo cardiaco con análisis de la curva presión volumen), pero se ve bastante bien reflejada de una manera fiable en la fracción de eyección (FE), que es el porcentaje de volumen de fin de diástole eyectado durante cada contracción (volumen sistólico)

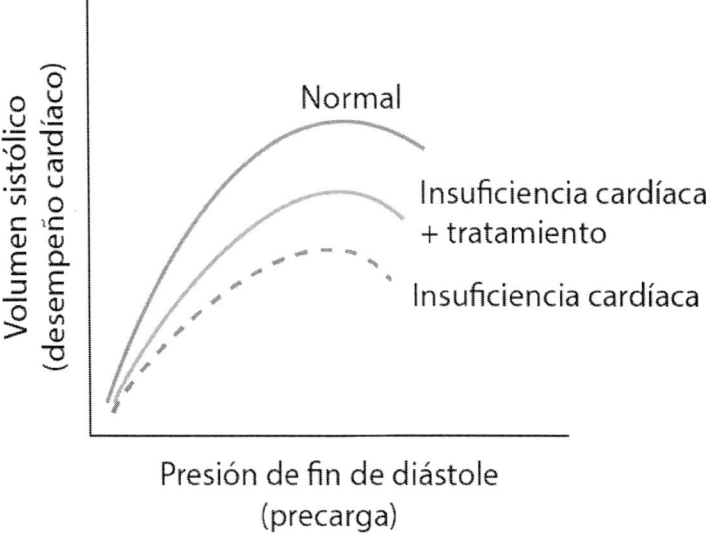

La insuficiencia cardiaca es un síndrome caracterizado por la incapacidad del corazón para mantener un aporte adecuado a los tejidos, o bien cuando para conseguirlo eleva la presión venosa. En la insuficiencia cardiaca, el corazón no puede proporcionarle a los tejidos la cantidad adecuada de sangre para cubrir sus necesidades metabólicas, y la elevación de la presión venosa pulmonar o sistémica relacionada con esta enfermedad puede promover la congestión en los órganos.

Los defectos cardiacos estructurales (valvulopatías, defectos congénitos, etc.), los trastornos del ritmo cardiaco, y el aumento de las demandas metabólicas (por ejemplo, debido a tirotoxicosis), también pueden producir insuficiencia cardiaca.

Causas de insuficiencia cardiaca

La insuficiencia cardiaca puede estar causada por distintas etiologías, incluyendo en estas: la disfunción ventricular izquierda, disfunción ventricular derecha, enfermedad estructural, valvulopatías, y enfermedad pericárdica.

La insuficiencia cardiaca izquierda es normalmente conocida por ser causada por un motivo desencadenante en la mitad izquierda (ventrículo izquierdo, válvula aórtica).

La insuficiencia cardiaca derecha se describe por patología que afecta más comúnmente en la mitad derecha (ventrículo derecho, hipertensión pulmonar, válvula tricúspide)

Causas más frecuentes de IC en nuestro medio
• Cardiopatía hipertensiva
• Enfermedad coronaria (cardiopatía isquémica)
• Valvulopatías:
• De etiología reumática
• De causa degenerativa
• Miocardiopatías:
• Dilatada (idiopática, alcohólica, etc.)
• Hipertrófica (con o sin obstrucción)
• Enfermedades pericárdicas

Clasificación de la insuficiencia cardiaca

La insuficiencia cardíaca (IC) es la incapacidad del corazón de bombear la sangre necesaria para cubrir las demandas metabólicas de nuestro organismo. Conlleva una situación de bajo gasto cardiaco, donde se activan mecanismos compensadores para aumentar la precarga y poscarga. Su prevalencia es superior del 10% en mayores de 70 años. La causa principal de insuficiencia cardiaca es la cardiopatía isquémica. Esta situación mantenida a largo plazo deja de ser beneficiosa, provocando una sobrecarga del volumen e hipertrofia de las paredes de los ventrículos, perdiendo elasticidad y disminuyendo la fuerza contráctil.

La insuficiencia cardiaca se puede clasificar en: IC sistólica o diastólica, IC de bajo o alto gasto, IC aguda o crónica, IC anterógrada o retrógrada e IC derecha, izquierda o mixta.

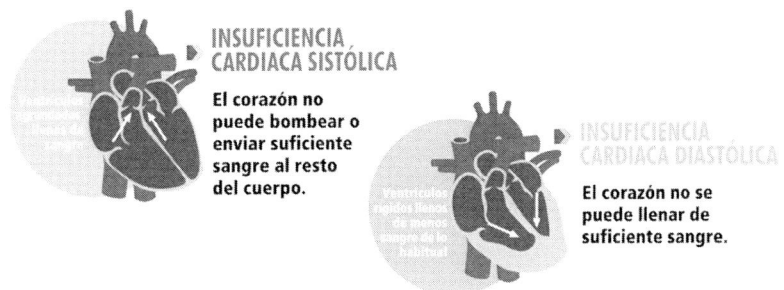

INSUFICIENCIA CARDIACA SISTÓLICA
El corazón no puede bombear o enviar suficiente sangre al resto del cuerpo.

INSUFICIENCIA CARDIACA DIASTÓLICA
El corazón no se puede llenar de suficiente sangre.

Clasificación según Fracción de eyección (FE)

1. **Insuficiencia cardiaca sistólica.** Insuficiencia cardiaca con fracción de eyección reducida (<40%). Predomina la disfunción sistólica global del ventrículo izquierdo. El ventrículo izquierdo se contrae poco y se vacía de modo inadecuado, lo que desencadena:

   - **Aumento de volumen y presión diastólica**

   - **Disminución de la fracción de eyección**

   La disfunción sistólica es frecuente en la insuficiencia cardiaca secundaria a infarto de miocardio, miocarditis, y miocardiopatía dilatada. La insuficiencia ventricular izquierda a menudo genera también insuficiencia del ventrículo derecho.

   En la IC sistólica, el ventrículo no se contrae de forma adecuada. Se corresponde con IC de bajo gasto, manifestaciones por fatiga, intolerancia a la actividad o debilidad.

2. **Insuficiencia cardiaca diastólica.** Insuficiencia cardiaca con fracción de eyección preservada (>50%). Predomina la función preservada global del ventrículo izquierdo. El llenado del ventrículo izquierdo resulta afectado, lo que resulta en:

- **Aumento de presión de fin de diástole del ventrículo izquierdo en reposo o en esfuerzo**

- **Volumen de fin de diástole del ventrículo izquierdo normal**

La contractilidad global y por tanto, la fracción de eyección permanecen normales (>50%). La disfunción diastólica suele ser debido a la relajación del ventrículo izquierdo, el aumento de la rigidez ventricular, una valvulopatía o una pericarditis constrictiva.

La disfunción diastólica ha sido reconocida como causa de insuficiencia cardiaca. La prevalencia aumenta con la edad y en los pacientes con diabetes. Los datos actuales sugieren que las comorbilidades (obesidad, hipertensión, enfermedad renal crónica) conducen a inflamación sistémica, disfunción endotelial generalizada, disfunción microvascular, y cambios moleculares en las fibras cardiacas que causan aumento de la fibrosis miocárdica y rigidez ventricular.

En la IC diastólica: el ventrículo no es capaz de relajarse por completo por una disminución de la distensibilidad. Las manifestaciones son aumento de presión y congestión del ventrículo con disnea, taquipnea, crepitantes y aumento de la presión venosa central (PVC).

Clasificación según Gasto cardiaco (GC)

1. **Insuficiencia cardiaca de bajo gasto**: hipertensión, miocardiopatía con los síntomas de las insuficiencias cardíacas sistólicas.

2. **Insuficiencia cardiaca de alto gasto**: estados de hipertiroidismo, anemia o embarazo. Situaciones que necesitan mayor aporte de oxígeno y pese a estar aumentado el gasto no llega a cubrir sus demandas.

Clasificación según fisiopatología

1. **Insuficiencia cardiaca anterógrada:** la sangre no perfunde adecuadamente los tejidos, produciendo hipoperfusión periférica con frialdad, oliguria, nicturia y confusión. Puede aparecer respiración de Cheyne-Stokes por isquemia del centro respiratorio

2. **Insuficiencia cardiaca retrógrada o congestiva**: la sangre retrocede, lo que produce síntomas de congestión venosa o pulmonar. Aparecen edemas, disnea, o ascitis. Se colocará al paciente en la posición de Fowler alta para disminuir la precarga.

Clasificación según progresión de la enfermedad

1. **Insuficiencia cardiaca crónica**: es el deterioro progresivo por enfermedades valvulares o miocardiopatías, a largo plazo mantenido en el tiempo.

2. **Insuficiencia cardiaca aguda**: es la afectación brusca y de presentación abrupta, con signos de bajo gasto. También conocido como edema agudo de pulmón.

Clasificación según localización (izquierda vs derecha)

1. **Insuficiencia cardiaca izquierda**: Es la disfunción del ventrículo izquierdo. La clínica está relacionada con la congestión pulmonar. Se produce un retroceso de sangre a través de las venas pulmonares hacia la circulación pulmonar, produciendo edema pulmonar y síntomas pulmonares. El paciente con IC izquierda refiere disnea en decúbito (ortopnea), despertares por la noche con sensación disneica (disnea paroxística nocturna). En la valoración identificaremos dificultad respiratoria, síntomas de congestión pulmonar con crepitantes, taquipnea, tos; diaforesis, cianosis, hipertensión pulmonar, edema agudo de pulmón, confusión, pulso alternante y respiración de Cheyne-Stokes. Puede aparecer derrame pleural.

2. **Insufficiencia cardiaca derecha**: es la afectación del ventrículo derecho. La clínica está relacionada con la congestión venosa. En la IC derecha retrógrada o congestiva se produce un retroceso de sangre a través de la vena cava hacia la circulación portal y sistémica, produciendo un aumento de presión en el ventrículo y aurícula derecha. El paciente con IC derecha refiere debilidad, falta de apetito, aumento de peso, síntomas gastrointestinales, nicturia, e ictericia por la hepatomegalia. En la valoración identificaremos a estos pacientes por la presencia de edemas maleolares y tibiales en pacientes no encamados y en sacro; nivel dorsal en encamados, hepatomegalia y esplenomegalia, ascitis, aumento de la presión venosa central con distensión yugular; soplo sistólico de la válvula tricúspide, hipoperfusión renal por la activación del sistema renina-angiotensina-aldosterona. Puede aparecer hipertensión pulmonar por el aumento de la presión arterial, derrame pleural y pulso paradójico. La hipertensión pulmonar puede causar la hipertrofia del ventrículo derecho causando cor pulmonale.

3. **Insufficiencia cardiaca mixta**: la afectación de ambos ventrículos. La clínica incluye derecha e izquierda.

Insuficiencia ventricular izquierda. En la insuficiencia cardíaca que implica una disfunción ventricular izquierda, aumenta la presión venosa pulmonar. Cuando la presión capilar pulmonar excede la presión oncótica de las proteínas plasmáticas, se extravasa líquido de los capilares hacia el espacio intersticial y los alvéolos, con reducción consiguiente de la distensibilidad pulmonar, y aumento del esfuerzo respiratorio.

El drenaje linfático también se incrementa, pero no es capaz de compensar el aumento del volumen de líquido pulmonar. La acumulación significativa de líquido en los alvéolos (edema pulmonar) afecta de manera significativa las relaciones ventilación-perfusión (V/Q): la sangre desoxigenada que circula por la arteria pulmonar atraviesa alvéolos mal perfundidos, lo que a su vez reduce la oxigenación de la sangre arterial sistémica (PaO2) y provoca disnea.

En la insuficiencia ventricular izquierda grave o crónica aparecen derrames pleurales característicos, con agravación de la disnea. La ventilación minuto aumenta, lo que a su vez reduce la PaCO2 y eleva el pH sanguíneo (alcalosis respiratoria). El edema intersticial significativo de las vías aéreas pequeñas puede interferir sobre la ventilación y elevar la PaCO2, que se considera un signo de insuficiencia respiratoria inminente.

Insuficiencia ventricular derecha. En la insuficiencia cardíaca que implica una disfunción ventricular derecha, la presión venosa sistémica se incrementa y promueve la extravasación de líquido y la formación consiguiente de edema, sobre todo en las porciones declive del cuerpo (pies y tobillos en los pacientes que deambulan) y las vísceras abdominales. El hígado es el órgano más afectado, pero el estómago y el intestino también se congestionan y puede acumularse líquido en la cavidad peritoneal (ascitis).

En general, la insuficiencia ventricular derecha provoca una disfunción hepática moderada, con incrementos leves de las concentraciones de bilirrubina conjugada y no conjugada, el tiempo de protrombina (TP) y las enzimas hepáticas (en particular, fosfatasa alcalina y gamma-glutamil transpeptidasa [GGT]). El hígado enfermo degrada menos la aldosterona, lo que contribuye a la acumulación adicional de líquido.

La congestión venosa crónica de las vísceras puede provocar anorexia, malabsorción de nutrientes y fármacos, enteropatía perdedora de proteínas (caracterizada por diarrea e hipoalbuminemia marcada), pérdida crónica de sangre por el tubo digestivo y, rara vez, infarto isquémico del intestino.

Respuesta cardíaca. La función sistólica del ventrículo izquierdo está comprometida en forma significativa; en consecuencia, se necesita una precarga más elevada para mantener el gasto cardíaco. Como consecuencia, los ventrículos se remodelan con el paso del tiempo.

Durante el remodelado, el ventrículo izquierdo se torna menos ovoide y más esférico, se dilata y se hipertrofia y el ventrículo derecho se dilata y puede hipertrofiarse. Al principio, estos cambios son compensadores, pero en algún momento la remodelación se asocia a resultados adversos porque los cambios acaban finalmente aumentando la rigidez y la tensión mural durante la diástole (es decir, aparece disfunción diastólica), lo que compromete la función cardíaca, especialmente durante episodios de sobreesfuerzo físico.

El aumento de la tensión mural genera mayor demanda de oxígeno y acelera la apoptosis (muerte celular programada) de las células miocárdicas.

Signos y síntomas de insuficiencia cardiaca

La insuficiencia cardiaca no es específicamente una enfermedad sino un complejo síndrome con manifestaciones vinculadas con las diversas patologías causantes, con las perturbaciones funcionales contráctiles y de llenado y con la forma y magnitud de los cambios hemodinámicos existentes.

La alteración funcional cardiaca genera una serie de mecanismos compensadores, que a su vez implican cambios o exigencias que a la larga vienen a representar cargas nuevas o añadidas que contribuyen a la progresión.

El escenario es una alteración miocárdica que puede ser difusa o segmentaria y que habitualmente se inicia sin síntomas o discapacidad. Está claro que el síndrome comienza por una alteración orgánica/funcional que limita en alguna forma las capacidades del corazón como bomba, sea para enviar sangre hacia la periferia en cantidades adecuadas a las exigencias titulares o para recibir en tiempo y forma la sangre que le llega del sector venoso. Esto lleva a respuestas fisiopatológicas características (nerviosas, hormonales, renales, y otras) y a síntomas y signos característicos.

Aparecen entonces mecanismos compensadores como dilatación y/o hipertrofia ventricular (HV) asociados a retención de líquidos, y redistribución de flujos regionales, vinculados a la activación del Sistema Nervioso Simpático (SNS), del Sistema Renina Angiotensina (SRA), y a la presencia de aldosterona, vasopresina (VP) y del Péptido Natriurético Atrial (PNA). No está clara cual es la secuencia de procesos fisiopatológicos que se van sucediendo.

La insuficiencia cardiaca debería ser considerada como la incapacidad del corazón de aportar sangre en una proporción acorde a los requerimientos de los tejidos en metabolismo en reposo o durante el ejercicio. Desde el punto de vista clínico, los síntomas principales son: **la disnea, la fatiga y el edema.**

La disnea (necesidad de incrementar el esfuerzo respiratorio) es un síntoma cardinal que se presenta en respuesta a distintos estímulos como: hipoxia, hipercapnia, vasodilatación. La intensidad de la disnea aumenta progresivamente con el nivel de ventilación durante el ejercicio. Los grados de disnea en función de la actividad han permitido clasificar según la escala NYHA (New York Association).

De acuerdo a las recomendaciones de las guías clínicas de la Sociedad Europea de Cardiología, definimos la insuficiencia cardiaca como el síndrome clínico que cumple los signos y síntomas típicos, y/o manifiesta evidencia objetiva de alteración estructural o funcional.

Síntomas típicos:

- Disnea de esfuerzo y/o reposo

- Fatiga

- Cansancio

- Ortopnea

- Disnea paroxística nocturna

- Tos nocturna

Signos típicos:

- Crepitantes pulmonares

- Ingurgitación venosa yugular 45º

- Taquicardia

- 3º tono

- Taquipnea

- Edemas de miembros inferiores

- Hepatomegalia. Ascitis.

- Oligoanuria

Evidencia objetiva de disfunción cardiaca:

- Cardiomegalia

- Soplo cardiaco

- Disfunción en ecocardiograma

- Elevación de NT-ProBNP>500 pg/ml

La determinación de laboratorio del BNP (Péptido natriurético Tipo B) ha venido a facilitar en alto grado el diagnóstico de insuficiencia cardiaca (IC), en la diferenciación clínica entre pacientes que llegan a los servicios de emergencia aquejados de disnea con presentación aguda. Se han usado niveles de BNP de 100 y 500 pg/ml como puntos de corte, para separar esta entidad diagnóstica de otras causas de disnea: cuando el BNP<100 pg/ml es improbable la existencia de IC, y se deben buscar otras causas de disnea; cuando el nivel es superior a 500 pg/ml es muy probable la existencia de IC, por lo cual debe iniciarse rápidamente el tratamiento. Si los niveles de BNP están entre 100 y 500 pg/ml el diagnóstico de IC queda determinado al juicio clínico y otras pruebas diagnósticas.

Diagnóstico de la insuficiencia cardiaca

1. Diagnóstico sindrómico de la IC: basados en los criterios de Framingham y técnicas diagnósticas.

Criterios de Framingham
(2 mayores o 1 mayor + 2 menores)

Criterios mayores:	Criterios menores:
• Disnea paroxística nocturna • Ingurgitación yugular • Estertores pulmonares • Cardiomegalia • Edema agudo de pulmón • Galope (3º ruido) • Elevación de la Presión venosa • Reflujo hepatoyugular • Pérdida de peso de más de 4,5 kg con tto.	• Edemas periféricos • Tos nocturna • Disnea de esfuerzo • Hepatomegalia • Derrame pleural • Disminución de la capacidad vital • Taquicardia (>120 lat/min)

Técnicas diagnósticas
Electrocardiograma (ECG), Radiografía de Tórax (Rx), Ecocardiograma, analítica sangre y orina, ergometría, cateterismo, medicina nuclear, péptido natriurético atrial, troponina

2. Diagnóstico fisiopatológico: evaluar el diagnóstico de IC sistólica y diastólica.

IC sistólica (70% de casos)	IC diastólica (30% de casos)
• Ventrículo dilatado • Fracción de eyección: (FE < 45%) • Enfermedad coronaria avanzada • Miocardiopatía Dilatada, Valvulopatías	• Ventrículo no dilatado • Fracción de eyección: (FE > 45%) • Hipertensión arterial (HTA), Miocardiopatía Hipertrófica, Fibrilación auricular (FA)

Factores precipitantes de la IC	
• Infecciones o fiebre • Anemia • Enfermedades del tiroides • Taqui/bradiarritmias • Fármacos cardiodepresores	• Dieta sódica • Ingesta de alcohol • HTA mal controlada • Incumplimiento del tratamiento

DIAGNOSTICO DIFERENCIAL

• Asma bronquial • Broncopatías • Hepatopatías • Síndrome nefrótico • Hiper o hipotiroidismo	• Anemia • Ansiedad • Sedentarismo • Obesidad

CRITERIOS DE DERIVACIÓN

DERIVACION A URGENCIAS
• Insuf cardiaca grave: Edema agudo de pulmón • Descompensación por enfermedad grave: neumonía, Hemorragia digestiva, Tromboembolismo • Insuf cardiaca refractaria al tratamiento oral • Isquemia de nueva aparición • Sospecha de intoxicación digitálica • Evidencia o sospecha (síncope) de arritmia grave • Reajuste terapéutico si ambiente familiar desfavorable

DERIVACION A CARDIOLOGÍA
• Inicialmente siempre, dado que es imprescindible la valoración ecocardigráfica en el primer episodio • Progresión del estadio o agravamiento agudo, sin desencadenante evidente • Sospecha de nueva cardiopatía

Insuficiencia cardiaca aguda en urgencias.

Generalidades

La insuficiencia cardiaca aguda es la patología que se manifiesta en el paciente con un deterioro brusco en la funcionalidad cardiaca, producido de modo repentino como una acumulación de datos congestivos a consecuencia de un desencadenante primario, normalmente de origen cardiovascular o cardiorrespiratorio. Esta patología tiene como consecuencia una reducción grave de la capacidad del corazón para hacer frente a las demandas fisiológicas.

A menudo, la insuficiencia cardiaca aguda también conocida como **edema agudo pulmonar**, se ha extendido su concepto ampliamente en la práctica clínica con este nombre.

Entre los principales desencadenantes se pueden citar: el síndrome coronario agudo, la emergencia hipertensiva, las arritmias, las causas mecánicas en estructura cardiaca; y la embolia pulmonar aguda. En función de las características clínicas del paciente y el escenario clínico se puede hacer empleo de tratamiento con: diuréticos, vasodilatadores, vasopresores, y con inotrópicos.

En algunas ocasiones, también puede ser necesario o aconsejable el soporte ventilatorio con el apoyo técnico específico. La disfunción miocárdica aguda se encuentra entre los principales motivos desencadenantes más frecuentes de la insuficiencia cardiaca aguda o **edema agudo de pulmón**. La consecuencia directa del daño en el músculo cardiaco, es que produce una disminución de la capacidad que tiene el corazón de bombear la sangre en condiciones normales.

Vamos a diferenciar entre la insuficiencia cardiaca derecha (síntomas de ingurgitación venosa yugular, edema periférico, reflejo hepatoyugular, ascitis), y la insuficiencia cardiaca izquierda (ortopnea, disnea paroxística nocturna, estertores pulmonares).

La insuficiencia cardiaca aguda representa una enfermedad grave que precisa de una asistencia lo más precoz posible, y una atención específica en los servicios de urgencias. Su fisiopatología consta de la reducción en la capacidad funcional cardiaca, que se pone de manifiesto por un conjunto de signos y síntomas que son secundarios de la congestión cardiaca y bajo gasto anterógrado.

La patología puede presentarse como un primer episodio, o bien como secundario de otro mecanismo desencadenante existente en el paciente.

Los signos y síntomas característicos son la presentación aguda de: disnea, taquipnea, trabajo respiratorio con auscultación de crepitantes hasta campos medios, edemas de miembros inferiores, y desaturación. También puede coexistir la presencia de taquiarritmias.

En el diagnóstico, las pruebas indicadas son el electrocardiograma, radiografía de tórax; ecocardiograma, y analítica sanguínea incluyendo péptidos natriuréticos. Habrá que evaluar la petición de troponinas en un contexto asociado de dolor torácico, para descartar isquemia cardiaca. En cuanto lo que respecta del tratamiento, se perseguirá: la estabilidad clínica y hemodinámica del paciente, aliviar la sintomatología, evitar la trombosis, y minimizar el daño cardiaco y renal.

En el tratamiento, los diuréticos son tratamiento de elección para reducir la sobrecarga hídrica y la congestión, asocian efecto vasodilatador aunque tienen efecto contraindicado en hipoperfusión periférica. La combinación de los diuréticos junto con vasodilatadores pueden disminuir la precarga y disminuir la poscarga: los vasodilatadores son útiles porque aumentan el volumen de eyección y porque favorecen el aporte periférico de oxígeno en los tejidos.

En aquellos pacientes con alteración de órganos de importancia vital, se pueden indicar inotropos (levosimendan) en situaciones de hipoperfusión periférica; y los vasopresores se utilizan en los pacientes hipotensos y en estado de shock cardiogénico. Tendremos en consideración el tratamiento del shock cardiogénico (dobutamina y noradrenalina) por su especial manejo de un modo más específico.

Para los pacientes con fibrilación auricular o flutter con insuficiencia cardiaca, es recomendable la utilización de digoxina.

En la forma de manifestación de insuficiencia cardiaca, esta patología se caracteriza por un cuadro de presentación brusca y repentina de síntomas asociados al fallo cardiaco (disnea brusca, taquipnea, ruidos respiratorios, crepitantes bilaterales hasta campos medios; taquiarritmias).

El tratamiento debe iniciarse lo antes posible con dosis de diuréticos (manejando tensión arterial con monitorización continua), nitroglicerina intravenosa (cuando coexista isquemia cardiaca o emergencia hipertensiva); el uso de mórfico para aliviar la disnea, así como la utilización de otra medicación en función de la situación clínica.

Considerar carga de fluidos en caso de hipovolemia, pero equilibrando un uso adecuado sin sobrecargar al paciente cuando existan signos clínicos de congestión. En cualquier caso, esta enfermedad es un motivo de atención bastante común en los servicios de urgencias y emergencias.

Consideraremos este tipo de pacientes como una patología urgente, de asistencia lo más inmediata posible y tiempo-dependiente.

Insuficiencia cardiaca aguda en urgencias.

Diagnóstico y pruebas complementarias

La insuficiencia cardiaca aguda es un proceso patológico bien estudiado hasta el momento actual. En la presentación clínica encontraremos síntomas congestivos secundarios a repercusión en la funcionalidad cardiaca. Entre los factores desencadenantes podremos encontrar distintos motivos (las más comunes: el síndrome coronario agudo, emergencia hipertensiva, taquiarritmias).

En este capítulo abordaremos de un modo más específico el diagnóstico y pruebas complementarias indicadas para este tipo de paciente, siendo el electrocardiograma, radiografía de tórax, y pruebas analíticas; el eje principal fundamental a la llegada del paciente en su atención médica de urgencias.

También nos aporta una visión complementaria el ecocardiograma, muy útil para valorar la función cardiaca, así como de posibles anomalías en la estructura o de otra afectación en su funcionamiento anómalo que pudiera repercutir en la presentación de patología cardiaca aguda.

En esta enfermedad cardiaca aguda, la principal manifestación clínica es el fallo cardiaco agudo, que se hace presente por síntomas de congestión (edemas, disnea, taquicardia): lo que viene a representar la disminución de la capacidad de bomba del corazón. La activación adrenérgica aumenta la frecuencia cardiaca; como unmecanismo de respuesta fisiopatológico, que resulta en vasoconstricción, retención hidrosalina, y en conjunto una adaptación a la situación de respuesta ante unas demandas exacerbadas por encima del nivel habitual.

La sintomatología y manifestación clínica de la insuficiencia cardiaca aguda o edema agudo de pulmón se basa en la disnea severa de aparición brusca o rápidamente progresiva, junto con ortopnea y disnea paroxística nocturna en los días previos; puede asociar edemas de miembros inferiores, y dolor torácico (es conveniente descartar infarto o angina, en algunos casos tromboembolismo pulmonar).

En cuanto a los signos y síntomas, encontraremos a un paciente agitado, con gran dificultad respiratoria y desaturación en gran parte de los casos. La repercusión respiratoria viene como resultado de la congestión pulmonar resultado de un fallo de bomba cardiaco.

La consecuencia directa se ve reflejada en el tiraje subcostal y el uso de musculatura accesoria abdominal; en ocasiones con ingurgitación venosa yugular aumentada. En auscultación cardiaca puede haber taquicardia (ritmo de galope), y auscultación pulmonar con crepitantes en tercios inferiores, así como hipoventilación (denota derrame pleural, bilateral en insuficiencia cardiaca).

Las cifras de tensión arterial tienden a hipertensión pudiendo evolucionar a una emergencia hipertensiva. En otras ocasiones la hipotensión puede ser un signo de hipovolemia y de shock cardiogénico, principal complicación secundaria precipitada por el edema agudo de pulmón.

Respecto de pruebas complementarias, la radiografía de tórax es nuestra principal herramienta para discriminar la patología, puede existir pinzamiento de senos costofrénicos (indicativo del derrame pleural característico), y con infiltrados algodonosos que sugieren edema congestivo de hilios pulmonares. Los datos de cardiomegalia en radiografía de tórax presumen cardiopatía de base de características crónicas, y la redistribución vascular puede sugerir datos de hipertensión arterial crónicos.

El electrocardiograma puede presenciar taquiarritmias, y datos de isquemia.

La analítica sanguínea debe incluir troponinas y niveles de péptido natriurético, para discriminar y descartar otra patología aguda de repercusión vital.

Con respecto del **edema agudo de pulmón**, el paciente atendido en urgencias acude por síntomas de disnea aguda, como consecuencia en muchos casos de una evolución progresiva de síntomas de base en aumento (disnea, disnea paroxística nocturna, ortopnea, y edemas).

En la sospecha clínica inicial, no debemos olvidarnos de los factores precipitantes principales, así como tener en cuenta otrasposibles patologías subyacentes de vital importancia en el diagnóstico diferencial. La orientación clínica y reconocimiento de los factores de riesgo, son la clave para iniciar el tratamiento lo antes posible. Las pruebas complementarias (radiografía de tórax, electrocardiograma, ecocardiograma) se consideran de elección para poder confirmar nuestra orientación, y para determinar el plan de actuación más indicado en función de la situación.

Insuficiencia cardiaca aguda en urgencias.

Tratamiento de descompensación aguda.

La insuficiencia cardiaca aguda es un proceso patológico bien conocido, habrá que considerar siempre la posibilidad de derivar al hospital al paciente en casos de descompensación aguda, así como determinar cuando sea posible, el factor precipitante (arritmia, infección, anemia, IAM, hipertensión...).

En casos leves se puede ajustar tratamiento de base con furosemida oral, pero en casos más complejos o bien cuando el tratamiento vía oral no es efectivo habrá que considerar otras medidas y de ingreso para tratamiento deplectivo.

- **IC leve-moderada** (disnea de esfuerzo y/o edemas maleolares, crepitantes basales, frecuencia respiratoria < 30 /min):
  - O_2 con mascarilla 28%
  - Furosemida oral
  - Optimizar el tratamiento de base

- **IC moderada-severa** (disnea de reposo u ortopnea, crepitantes hasta campos medios, frecuencia respiratoria 30-40/min):
  - O_2 50%
  - Nitroglicerina s.l. y continuar con IV
  - Furosemida 40 mg IV
  - Morfina 3 mg s.c. o IV

Edema agudo de pulmón

1.- Medidas generales

- Colocar al paciente en sedestación

- Canalizar vía venosa periférica

- Monitorización continua de constantes: ritmo, frecuencia cardiaca, frecuencia respiratoria, satO2 pulsioximetría.

- Medida de la presión arterial

- Sondaje vesical para comprobar respuesta al tratamiento y medirse la diuresis horaria.

- Si existe hipoxemia grave (satO2<90% o PaO2<60 mmHg) se administra oxígeno mediante mascarilla Venturi 50% o mascarilla con reservorio en concentraciones mayores.

- Si el paciente retiene CO_2, como ocurre en la enfermedad pulmonar obstructiva crónica, el oxígeno se administra al 24%. La ventilación en modalidad CPAP, mejora la insuficiencia respiratoria en estos pacientes.

- Ventilación mecánica. Como norma general está indicada en: hipoxemia progresiva a pesar de la administración de oxígeno en concentraciones altas, acidosis respiratoria, y trabajo respiratorio excesivo (frec respiratoria > 40 rpm).

2.- Medidas de tratamiento farmacológico

- **Furosemida**. Se administra en dosis inicial de 40 mg (2 ampollas) por vía intravenosa. Posteriormente se pueden pautar en 20 mg cada 6 horas por misma vía, que se puede modificar para conseguir diuresis de 100 ml/h.

- **Morfina**. Se administra en dosis inicial de 4 mg por vía intravenosa a un ritmo de 2 mg/min, es decir 4 ml de la dilución que se obtiene al añadir 9 ml de solución salina fisiológica al contenido de 1 ampolla de morfina de 10 mg (1 mg = 1 ml). Esta dosis puede repetirse en intervalos de 10 minutos hasta alcanzar una dosis total de 15 mg.

- **Nitroglicerina**. Se administra por vía intravenosa en dosis inicial de 20 pg/min, para lo cual se diluyen 15 mg (3 ampollas de 5 ml o 3 ml de la presentación de 50 mg) en 250 ml de solución glucosada 5% y se administra en velocidad de 7 gotas/min (21 ml/h). Hay que tener especial precaución con este fármaco en enfermos con estenosis mitral o estenosis aórtica grave.

- **Digital**. Está indicada en edema agudo de pulmón cuando existe una fibrilación auricular con respuesta rápida sin hipotensión. La dosis depende si ya recibía digital o no.

- o Si el paciente no tomaba antes digital: se administra digoxina (ampollas de 0,25 y 0,50 mg) por vía intravenosa en dosis inicial de 0,25 mg cada 2 horas hasta el control de la respuesta ventricular, o hasta alcanzar la dosis máxima de 1,5 mg (6 ampollas, o 3 respectivamente).

- o Si el paciente tomaba digital (y no hay evidencia de intoxicación digitálica por sobrepasar los niveles), se administra la dosis diaria de mantenimiento por vía intravenosa, es decir 0,25 mg/día que equivale a 1 ampolla o 1/2 ampolla respectivamente de los preparados comerciales citados.

- **Dopamina**. Está indicada con normotensión cuando no responde a las medidas previas, se diluye 1 ampolla (200 mg) en 250 ml de solución glucosada 5% y ritmo 15 ml/h.

Resumen de dosis en ampollas:

Fármaco	Ampollas (forma comercial)
Furosemida	20 mg (2 ml)
Morfina	10 mg (1 ml) // 40 mg (2 ml)
Nitroglicerina	5 mg (5 ml) // 50 mg (10 ml)
Digital	0,25 mg (1 ml) // 0,50 mg (1 ml)
Dopamina	200 mg (5 ml)
Dobutamina	250 mg (20 ml)

BIBLIOGRAFÍA

01. Ponikowski P, Voors AA, Anker SD, Bueno H, Cleland JGF, Coats AJS, et al. ESC Scientific Document Group. **2016 ESC Guidelines for the diagnosis and treatment of acute and chronic heart failure: The Task Force for the diagnosis and treatment of acute and chronic heart failure of the European Society of Cardiology (ESC).** Developed with the special contribution of the Heart Failure Association (HFA) of the ESC. Eur Heart J 2016;37:2129_2200.

02. Piepoli MF, Hoes AW, Agewall S, Albus C, Brotons C, Catapano AL, et al. **ESC Scientific Document Group. 2016 European Guidelines on cardiovascular disease prevention in clinical practice: The Sixth Joint Task Force of the European Society of Cardiology and Other Societies on Cardiovascular Disease Prevention in Clinical Practice** (constituted by representatives of 10 societies and by invited experts) Developed with the special contribution of the European Association for Cardiovascular Prevention & Rehabilitation (EACPR). Eur Heart J 2016;37:2315_2381.

03. Ibanez B, James S, Agewall S, Antunes MJ, Bucciarelli-Ducci C, Bueno H, et al. **ESC Scientific Document Group. 2017 ESC Guidelines for the management of acute myocardial infarction in patients presenting with ST-segment elevation: The Task Force for the management of acute myocardial infarction in patients resenting with ST-segment elevation** of the European Society of Cardiology (ESC). Eur Heart J 2018;39:119_177.

04. Williams B, Mancia G, Spiering W, Agabiti Rosei E, Azizi M, Burnier M, et al. **ESC Scientific Document Group. 2018 ESC/ESH Guidelines for the management of arterial hypertension.** Eur Heart J 2018;39:3021_3104.

05. Knuuti J, Wijns W, Saraste A, Capodanno D, et al. **ESC Scientific Document Group. 2019 ESC Guidelines for the diagnosis and management of chronic coronary syndromes.** Eur Heart J 2020;41:407_477.

06. Cosentino F, Grant PJ, Aboyans V, Bailey CJ, Ceriello A, Delgado V, Federici M, et al. **ESC Scientific Document Group. 2019 ESC Guidelines on diabetes, pre-diabetes, and cardiovascular diseases developed in collaboration with the EASD.** Eur Heart J 2020;41:255_323.

07. Hindricks G, Potpara T, Dagres N, Arbelo E, Bax JJ, et al. **ESC Scientific Document Group. 2020 ESC Guidelines for the diagnosis and management of atrial fibrillation developed in collaboration with the European Association for Cardio-Thoracic Surgery** (EACTS). Eur Heart J 2021;42:373_498.

08. Lund LH, Claggett B, Liu J, Lam CS, et al. **Heart failure with midrange ejection fraction in CHARM**: characteristics, outcomes and effect of candesartan across the entire ejection fraction spectrum. Eur J Heart Fail 2018;20:1230_1239.

09. Virani SS, Alonso A, Benjamin EJ, Bittencourt MS, et al. **American Heart Association Council on Epidemiology and Prevention Statistics Committee and Stroke Statistics Subcommittee.** Heart disease and stroke statistics—2020 update: a report from the American Heart Association. Circulation 2020;141:e139_e596.

10. van Riet EE, Hoes AW, Limburg A, Landman MA, et al. **Prevalence of unrecognized heart failure in older persons with shortness of breath on exertion.** Eur J Heart Fail 2014;16:772_777.

11. Vaan Riet EE, Hoes AW, Wagenaar KP, Limburg A, Landman MA, Rutten FH. **Epidemiology of heart failure: the**

prevalence of heart failure and ventricular dysfunction in older adults over time. A systematic review. Eur J Heart Fail 2016;18:242_252.

12. Benjamin EJ, Virani SS, Callaway CW, Chamberlain AM, et al. **American Heart Association Council on Epidemiology and Prevention Statistics Committee and Stroke Statistics Subcommittee.** Heart disease and stroke statistics—2018 update: a report from the American Heart Association. Circulation 2018;137:e67_e492.

13. Ceia F, Fonseca C, Mota T, Morais H, Matias F, de Sousa A, Oliveira A. **EPICA Investigators. Prevalence of chronic heart failure in Southwestern Europe: the EPICA study.** Eur J Heart Fail 2002;4:531_539.

14. Bibbins-Domingo K, Pletcher MJ, Lin F, et al. **Racial differences in incident heart failure among young adults.** N Engl J Med 2009;360:1179_1190.

15. Bleumink GS, Knetsch AM, Sturkenboom MC, Straus SM, Hofman A, et al. **Quantifying the heart failure epidemic: prevalence, incidence rate, lifetime risk and prognosis of heart failure The Rotterdam Study.** Eur Heart J 2004;25:1614_1619.

16. Koh AS, Tay WT, Teng THK, et al. **A comprehensive population-based characterization of heart failure with mid-range ejection fraction.** Eur J Heart Fail 2017;19:1624_1634.

17. Chioncel O, Lainscak M, Seferovic PM, Anker SD, Crespo-Leiro MG, et al. **Epidemiology and one-year outcomes in patients with chronic heart failure and preserved, midrange and reduced ejection fraction**: an analysis of the ESC Heart Failure Long-Term Registry. Eur J Heart Fail 2017;19:1574_1585.

18. Kelder JC, Cramer MJ, van Wijngaarden J, et al. **The diagnostic value of physical examination and additional testing in primary care patients with suspected heart failure.** Circulation 2011;124:2865_2873.

19. Thibodeau JT, Turer AT, Gualano SK, et al. **Characterization of a novel symptom of advanced heart failure: bendopnea**. JACC Heart Fail 2014;2:24_31.

20. Maisel A, Mueller C, Adams K, Jr., Anker SD, Aspromonte N, Cleland JG, Cohen-Solal A, et al. **State of the art: using natriuretic peptide levels in clinical practice.** Eur J Heart Fail 2008;10:824_839.

21. Gohar A, Rutten FH, den Ruijter H, et al. **Mid-regional pro-atrial natriuretic peptide for the early detection of non-acute heart failure.** Eur J Heart Fail 2019;21:1219_1227.

22. Hildebrandt P, Collinson PO. **Amino-terminal pro-B-type natriuretic peptide testing to assist the diagnostic evaluation of heart failure in symptomatic primary care patients.** Am J Cardiol 2008;101:25_28.

23. Di Somma S, Magrini L. **Tratamiento farmacológico en la insuficiencia cardíaca aguda.** Rev Esp Cardiol. 2015;68(8):706-13.

24. Anker SD, Ponikowski P, Miltrovic V, Peacock WF, Filippatos G. **Ularitide for the treatment of acute decompensated heart failure: from preclinical to clinical studies.** Eur Heart J. 2015;36(12):715-23.

25. Teerlink JR, Felker GM, McMurray JJ, Ponikowski P, Metra M, Filippatos GS, et al. **Acute treatment with omecamtiv mecarbil to increase contractility in acute heart failure:** The ATOMIC-AHF Study. J Am Coll Cardiol. 2016 67(120):1444-55

26. Ponikowski P, Voors AA, Anker SD, Bueno H, Cleland JG, Coats AJ, Guía **ESC 2016 sobre el diagnóstico y**

tratamiento de la insuficiencia cardíaca aguda y crónica. Rev Esp Cardiol. 2016; 69 (12):1167

27. Crespo-Leiro MG, Metra M, Lund LH, Milicic D, Costanzo MR, et al. **Advanced heart failure: a position statement of the Heart Failure**. Association of the European Society of Cardiology. Eur J Heart Fail 2018;20:1505_1535.

28. Truby LK, Rogers JG. **Advanced heart failure: epidemiology, diagnosis, and therapeutic approaches**. JACC Heart Fail 2020;8:523_536.

29. Rose EA, Gelijns AC, Moskowitz AJ, Heitjan DF, Stevenson LW, et al. **Randomized Evaluation of Mechanical Assistance for the Treatment of Congestive Heart Failure (REMATCH) Study Group. Long-term use of a left ventricular assist device for end-stage heart failure.** N Engl J Med 2001;345:1435_1443.

30. Ammar KA, Jacobsen SJ, Mahoney DW, Kors JA, Redfield MM, Burnett JC, et al. **Prevalence and prognostic significance of heart failure stages: application of the American College of Cardiology/American Heart Association heart failure staging criteria in the community.** Circulation 2007;115:1563_1570.

31. Xanthakis V, Enserro DM, Larson MG, Wollert KC, Januzzi JL, Levy D, Aragam J, et al. **Prevalence, neurohormonal correlates, and prognosis of heart failure stages in the community.** JACC Heart Fail 2016;4:808_815.

32. Stevenson LW, Pagani FD, Young JB, Jessup M, Miller L, Kormos RL, Naftel DC, et al. **INTERMACS profiles of advanced heart failure: the current picture.** J Heart Lung Transplant 2009;28:535_541.

33. Barge-Caballero E, Segovia-Cubero J, Almenar-Bonet L, Gonzalez-Vilchez F, et al**. Preoperative INTERMACS profiles determine postoperative outcomes in critically ill patients undergoing emergency heart transplantation**: analysis of the Spanish National Heart Transplant Registry. Circ Heart Fail 2013;6:763_772.

34. Jiménez Murillo LJ, Montero Pérez FJ. **Medicina de urgencias y Emergencias. Guía diagnóstica y protocolos de actuación.** 6ª Edición. Edit. Elsevier. Capítulo 20. Edema agudo de pulmón cardiogénico.

Insuficiencia cardíaca (IC)

El corazón no bombea suficiente sangre

Cuando se desarrolla una IC, se produce un fallo del corazón para bombear la sangre a la frecuencia necesaria para los requerimientos del organismo, bien por dificultad en la contracción, en el llenado del corazón, o ambas.

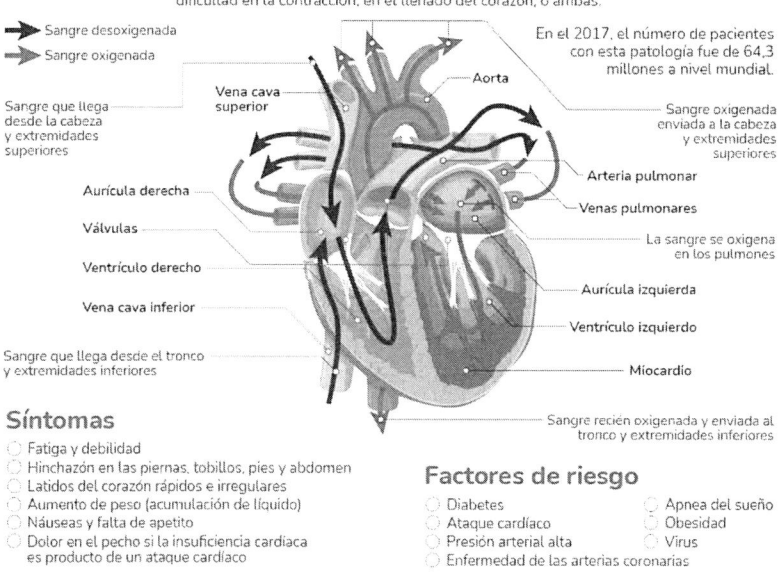

➤ Sangre desoxigenada
➤ Sangre oxigenada

Sangre que llega desde la cabeza y extremidades superiores

Vena cava superior

Aurícula derecha

Válvulas

Ventrículo derecho

Vena cava inferior

Sangre que llega desde el tronco y extremidades inferiores

En el 2017, el número de pacientes con esta patología fue de 64,3 millones a nivel mundial.

Aorta

Sangre oxigenada enviada a la cabeza y extremidades superiores

Arteria pulmonar

Venas pulmonares

La sangre se oxigena en los pulmones

Aurícula izquierda

Ventrículo izquierdo

Miocardio

Sangre recién oxigenada y enviada al tronco y extremidades inferiores

Síntomas

- Fatiga y debilidad
- Hinchazón en las piernas, tobillos, pies y abdomen
- Latidos del corazón rápidos e irregulares
- Aumento de peso (acumulación de líquido)
- Náuseas y falta de apetito
- Dolor en el pecho si la insuficiencia cardiaca es producto de un ataque cardíaco

Factores de riesgo

- Diabetes
- Ataque cardíaco
- Presión arterial alta
- Enfermedad de las arterias coronarias
- Apnea del sueño
- Obesidad
- Virus

Síntomas típicos	*Signos específicos*
Disnea	Presión venosa yugular aumentada
Ortopnea	Reflujo hepatoyugular
Disnea paroxística nocturna	Ritmo de galope (R3)
Reducción de la tolerancia al ejercicio	Impulso apical desplazado lateralmente
Fatiga, cansancio, aumento del tiempo de recuperación posejercicio	Soplo cardíaco
Edema de tobillos	

¿Qué es la insuficiencia cardíaca?

El corazón es un músculo que bombea sangre oxigenada a todas las partes del cuerpo. Cuando sufre una insuficiencia cardíaca, el corazón no es capaz de bombear como debería. La sangre y los líquidos se acumulan en los pulmones y algunas partes del cuerpo no reciben la cantidad suficiente de sangre oxigenada para funcionar con normalidad. Estos problemas causan los síntomas que usted siente.

Si tiene una insuficiencia cardíaca

Con una insuficiencia cardíaca, el corazón bombea menos sangre oxigenada de la necesaria en cada latido. Hay dos tipos de insuficiencia cardíaca. Las dos afectan la capacidad de los ventrículos izquierdos de bombear sangre. Puede tener un tipo o los dos.

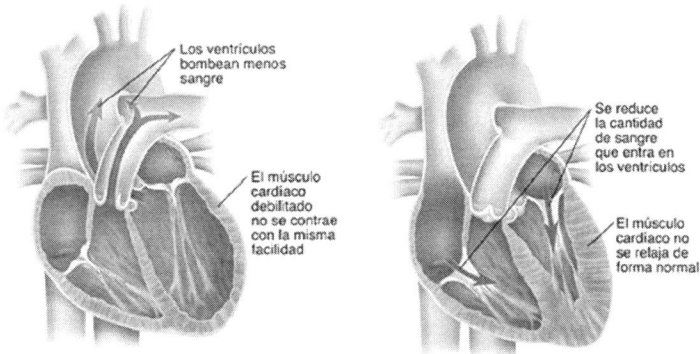

Insuficiencia cardíaca sistólica. El músculo cardíaco se debilita y se agranda. No puede bombear la cantidad suficiente de sangre oxigenada hacia el resto del cuerpo cuando los ventrículos se contraen. La medición de cuánta sangre bombea el corazón en cada latido se llama fracción de eyección. En la insuficiencia cardíaca sistólica, la fracción de eyección es más baja de lo normal. Eso puede hacer que la sangre se acumule en los pulmones y cause falta de aire y, con el tiempo, hinchazón en los tobillos (edema). Esta afección también se conoce como insuficiencia cardíaca con fracción de eyección reducida (ICFER). Se llama insuficiencia cardíaca con fracción de eyección levemente reducida o insuficiencia cardíaca con fracción de eyección mejorada.

Insuficiencia cardíaca diastólica. El músculo cardíaco se vuelve más rígido. No se relaja de forma normal entre las contracciones. Esto impide que los ventrículos se llenen de sangre como deberían. La fracción de eyección suele estar dentro de los límites normales. Aun así, puede provocar la acumulación de sangre en el cuerpo y afectar los órganos, como el hígado. Esta afección también se llama insuficiencia cardíaca con fracción de eyección preservada, o ICFEP.

58

INSUFICIENCIA CARDÍACA

SIGNOS Y SÍNTOMAS

DERECHA

- Hepatomegalia
- Ingurgitación yugular
- Edema periférico
- Ascitis
- Red venosa colateral
- Dilatación venosa en miembros superiores
- Aumento de la presión venosa sistémica

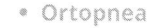

IZQUIERDA

- Ortopnea
- Tos seca diurna y productiva nocturna
- Tercer ruido
- Disnea paroxistica nocturna
- Estertores y crepitantes
- Respiración de Cheyne-Stokes
- Apex desplazado
- Sincope

FIBRILACIÓN AURICULAR 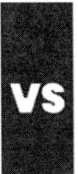 VS INSUFICIENCIA CARDÍACA

Fibrilación auricular

Es la **arritmia cardíaca más frecuente,** caracterizada por un **latido irregular del corazón.**

Un corazón en **fibrilación auricular late más rápido** que uno sano.

Corazón con fibrilación auricular

Impulsos de fibrilación auricular

Impulsos caóticos pasan a través del nódulo atrioventricular

La fibrilación auricular puede ser:

- Ocasional *(fibrilación auricular paroxística)*
- Persistente
- Persistente y a largo plazo
- Permanente

Impulsos ventriculares rápidos

Insuficiencia cardíaca

Es una **afección** en la cual, el corazón:

No puede bombear sangre rica en oxígeno al resto del cuerpo de forma eficiente. **1.**

No puede llenarse de suficiente sangre. 2.

Sangre baja en oxígeno
1. Penetra en el **corazón desde el cuerpo** y sale **hacia los pulmones.**

Sangre alta en oxígeno
Penetra en el **corazón desde los pulmones** y sale **hacia el cuerpo.**

Cardiopatía restrictiva
2. Ventrículos rígidos que **no se pueden llenar** de sangre
El corazón no puede llenarse

- **Cardiopatía dilatada**
Ventrículos agrandados y **más débiles**
El corazón no puede bombear

Síntomas

- Latidos cardíacos rápidos e irregulares
- Mareos
- Falta de aire o fatiga
- Dolor en el pecho
- Debilidad

Síntomas

- Cansancio extremo/fatiga
- Hinchazón en tobillos, pies, piernas, abdomen y cuello
- Falta de aire
- Ganancia de peso
- Agotamiento

Complicaciones

- Presión arterial alta
- Diabetes
- Insuficiencia cardíaca
- Algunas enfermedades valvulares cardíacas

- Daño o insuficiencia renal
- Problemas de las válvulas cardíacas
- Problemas con el ritmo cardíaco
- Daño hepático

© **ANGEL LUIS LAGUNA CARRERO**
INSUFICIENCIA CARDIACA Y PATOLOGIA CARDIOPULMONAR
Aproximación a conceptos básicos y definición
Diagnóstico y orientación terapéutica en Urgencias